Dieta Mediterránea

Una guía para principiantes con las recetas más sabrosas y saludables para bajar de peso

(Recetas fáciles y saludables para bajar de peso)

Lino Cruz

Tabla De Contenido

Anchoas Al Estilo Napolitano 1

Sopas 6

Sopa De Lentejas Con Alazán 9

Sopa De Frijol Tunecino Con Huevos Escalfados 11

Sopa Picante De Zanahoria Y Naranja 13

Batido De "Pastel De Manzana" 15

Batido De Melocotón De Almendra 17

Ensalada De Almendras Y Naranja 18

Panqueques De Desayuno Con Arándanos 20

Ensalada De Pimienta Española 22

Crema De Canela De Manzana 23

Waffles De Coco De Almendra 24

Alcachofas Con Habas De Fava 27

Batido De Ensalada De Rúcula 29

Ensalada De Otoño Con Aderezo De Granada 31

Horno - Flores De Diente De León Empanadas Al Horno 33

Pasta Multigrano Al Horno Con Calabacín.......... 35

Dedos De Perejil Al Horno 38

Batatas Al Horno Con Pimentón Ahumado 39

Crema De Plátano Y Almendras........................... 41

Fideos De Calabacín Basilio Con Feta 43

Mora Y Almendras Molidas Smoothie................ 45

Rebanadas De Manzana Empanadas.................. 46

Brocoli, Albahaca Y Salsa De Mostaza 48

Arroz Integral Con Champiñones Y Salsa Tahini . 49

Ensalada De Repollo, Zanahoria Y Ají 52

Ensalada De Zanahoria Y Raíz De Apio Con Almendras... 54

Salty-Dulce Anacardo Aderezo De Pasas 56

Sopa De Acelga Con Garbanzos 57

Ensalada De Tomate, Mozzarella Y Rúcula......... 59

Gazpacho 62

Tomates Rellenos Con Aguacate 65

Alubias Rojas Estofadas 67

Garbanzos Con Bacalao 70

Berenjenas Rellenas De Gambas. 73

Espinacas Con Garbanzos 75

Guisantes Con Jamón.. 77

Habas Con Jamón.. 79

Desayuno Sabroso Con Una Ensalada 81

Ricotta De Almendras Con Miel Y Melocotones En Un Muffin Inglés 86

Aguacate, Salmón Ahumado Y Huevos Escalfados En Pan Tostado 89

Pancakes De Yogur Griego Con Moras Y Bayas .. 94

Rollos De Jamón Cocido Rellenos De Ensalada Rusa.. 96

Quinoa Tabbouleh 101

Tabbouleh De Col Rizada Sin Granos 103

Ensalada De Cuscús.. 105

Copas De Huevos Cocinados Con Vegetales Y Fetas De Queso 111

Sardinas A Beccafico 115

Berenjenas Sorrentinas..................................... 118

Rollos De Pimienta.. 120

Rollos De Bresaola Con Vinagre Balsámico 126

Anchoas Al Estilo Napolitano

INGREDIENTES:

- perejil fresco picado
- 3 dientes de ajo
- abundante orégano
- 2 pizca de sal

- 2 kg de anchoas frescas
- 8 ml de aceite de oliva extra virgen
- 120 ml de vinagre de vino blanco o el jugo de un limón

PREPARACIÓN

1. Limpiar las anchoas, quitando la cabeza y las entrañas y lavarlas con agua corriente.
2. También quite la espina central y distribúyalos bien alineados en un gran tazón.
3. Adórnelos con vinagre aceite de oliva extra virgen, mucho orégano, ajo en rodajas, perejil picado y una pizca de sal.

4. Cocine las anchoas colocando el bol con las anchoas en un horno precalentado a 185°C durante 5 a 10 minutos, el tiempo suficiente para que el vinagre se evapore.

5. Entonces saca el tazón del horno y sírvelo en la mesa.

CARPACCIO DE PULPO

INGREDIENTES:

- 8 granos de pimienta
- Sal
- 8 cucharadas de aceite de oliva extra virgen
- el jugo de 2 limones
- 2 manojo de perejil fresco picado con 1 diente de ajo.
- 2 limón cortado en rodajas...
- 2 pulpo fresco de unos 1,5 kg.
- 2 zanahoria
- 2 cebolla
- 2 costa Apio

PREPARACIÓN

1. Para preparar este sabroso aperitivo, primero hay que hacer un carpacho de pulpo fresco:
2. Limpia el pulpo, enjuágalo muy bien con agua corriente.

3. Llena una cacerola grande 3/4 de agua, añade la zanahoria pelada, la cebolla cortada por la mitad, los tallos de apio, los granos de pimienta y la sal.
4. Poner todo a hervir, luego bajar y extraer las puntas de los tentáculos del pulpo durante 4-5 veces en el líquido hirviente, para que se enrosquen y luego sumergir completamente el pulpo en el líquido hirviente y dejarlo cocer durante unos 1-1 ½ hora.
5. Cuando el pulpo esté cocido, sáquelo del líquido de cocción, escúrralo.
6. Córtelo en trozos y déjelo enfriar.
7. Luego prepara una botella de plástico: corta la parte superior e inserta el pulpo en su interior, córtalo en trozos y luego perfora la parte inferior con unas tijeras afiladas.
8. Esta operación servirá para liberar el exceso de líquido mientras se presiona el pulpo con la ayuda de una botella de vidrio limpia. Usar tijeras para cortar los extremos de la botella para formar pestañas que

luego se cerrarán sobre sí mismas hacia el centro de la botella, y luego envolver el pulpo en la botella fuertemente con la película.

9. Cuando se presiona, se coloca el pulpo en la parte más fría del refrigerador durante al menos 23 horas, luego, en el momento de servirlo, se corta la botella de plástico, se extrae el pulpo en un solo bloque cilíndrico y se corta finamente con un cuchillo o, mejor aún, con un cortador como si fuera una salchicha.
10. Luego prepara la citronette (un preparado de condimento) emulsionando jugo de limón, aceite de oliva y una pizca de sal.
11. Disponer las lonchas de pulpo en un plato, espolvorearlas con perejil fresco picado, ajo y sazonarlas con citronela.
12. Adorna el carpacho de pulpo con dientes de limón y penachos de perejil y también algunas aceitunas.

usted está en un regalo. hay muchos países alrededor del Mediterráneo, con perfiles de sabor muy variados en sus cocinas. no vas a ver lo mismo de siempre que has visto en cada libro de cocina mediterráneo. vas a una aventura.

si no estás listo para una aventura, no te sientas obligado; usted tendrá opciones familiares, también. sólo estamos presentando un montón de opciones para un poco de diversión, nuevas formas de disfrutar de los alimentos mediterráneos.

Sopas

- 2 cebolla grande, picada (aproximadamente 2 tazas)
- 5 tallos de apio cortados en cubos (generoso 1 taza)
- 10 zanahorias cortadas en cubos (1 taza)
- 8 tazas de caldo de verduras con bajo contenido de sodio

- y media taza de quinua, bien enjuagado
- y media taza de jugo de limón fresco
- 6 huevos
- y un cuarto de cucharadita de pimienta blanca recién molida
- 16 tazas de col rizada o espinaca bebé
- sopa de limón griego con quinua
- sopa de lentejas con alazán
- sopa de frijol tunecino con huevos escalfados
- sopa picante de zanahoria y naranja
- sopa de limón griego con quinua
- hace 16 tazas, para servir de 6 a 8.
- 4 cucharadas de aceite de oliva

1. en una cacerola de 6 cuartos, calienta el aceite de oliva a fuego medio.
2. añadir la cebolla, el apio y las zanahorias y saltear hasta que estén translúcidos, por unos 15 a 20 minutos.
3. añadir el caldo y la quinua. llevar el caldo a ebullición.

4. reducir el fuego para mantener una cocción a fuego lento, cubrir y cocinar durante 35 a 40 minutos, hasta que la quinua esté cocida.
5. en un tazón mediano, batir juntos el jugo de limón, los huevos y la pimienta blanca. mientras se agita, poner 4 tazas del caldo caliente en la mezcla de huevo para templar los huevos.
6. vierta la mezcla de huevo de nuevo en la olla y revuelva para combinar.
7. remover los greens y cocinar sólo hasta que se hayan marchitado, luego servir.

Sopa De Lentejas Con Alazán

- 2 taza de lentejas verdes o negras
- 6 dientes de ajo picados
- y media cucharadita de pimienta negra recién molida
- 16 tazas de caldo de verduras con bajo contenido de sodio
- 4 cucharadas de perejil fresco picado
- 2 alazán
- 2 cucharada de aceite de oliva
- 2 cebolla mediana picada (1 taza y media)
- 2 zanahorias medianas peladas y picadas (1 taza)
- 2 tallo de apio picado (y media taza)
- 2 pimiento rojo, sin semillas y picado (1 taza)

1. en una olla, calentar el aceite de oliva a fuego medio-alto. agregue la cebolla, las zanahorias, el apio y el pimiento y saltee

hasta que la cebolla se vuelva translúcida, por unos 15 a 20 minutos.
2. añadir las lentejas, el ajo y la pimienta negra; cocinar durante 2 minuto más. añadir el caldo y llevar a ebullición. reducir el calor para mantener a fuego lento y cocinar durante 35 a 45 minutos, hasta que las lentejas estén tiernas.
3. remover el perejil y el alazán; cocine hasta que se marchite, de 1 a 5 minutos. Servir.

Sopa De Frijol Tunecino Con Huevos Escalfados

hace 5 porciones.

- 5 dientes de ajo picados
- 6 cucharadas harissa
- 6 tazas de caldo de verduras
- 2 lata (15 onzas) de garbanzos, escurridos
- 2 de berro o espinaca bebé (o repollo rojo)
- 8 huevos
- 4 cucharadas de aceite de oliva
- 2 cebolla roja pequeña, finamente picada
- 2 zanahoria finamente picada

1. en una cacerola grande, calienta el aceite de oliva a fuego medio.
2. añadir la cebolla, la zanahoria, el ajo y la harissa. cocine hasta que las verduras se ablanden, de 15 a 20 minutos.
3. añadir el caldo, los garbanzos y los verdes. cocinar durante 10 a 15 minutos, hasta que

los greens estén cocidos. añadir cuidadosamente los huevos a la sopa, uno a la vez. cubierta; escaldar los huevos en la sopa a su manera deseada, alrededor de 10 minutos.
4. poner la sopa en cuencos, cubra cada uno con 2 huevo, y sirva.

Sopa Picante De Zanahoria Y Naranja

hace 4 tazas y media, para servir 6 (y tres cuartos de taza por porción).

- 2 libra de zanahorias, picadas gruesas
- ralladura y jugo de 1 naranja (aproximadamente 1 cucharada de ralladura y un tercer taza de jugo)
- 2 cucharada de pimienta de Alepo
- 2 cucharadita de sal
- 4 cucharadas de aceite de oliva
- 2 cebolla pequeña picada
- 4 dientes de ajo picados
- 8 tazas de caldo de verduras sin sal o caldo de pollo

1. en una cacerola grande, calienta el aceite a fuego medio. añadir la cebolla y cocinar hasta que empiece a ablandarse pero no dorarse, de 10 a 15 minutos.

2. añadir el ajo y cocinar durante 2 minuto, o hasta que quede fragante.
3. añadir el caldo, las zanahorias, la ralladura de naranja, el jugo de naranja y la pimienta de Alepo; llevar a ebullición. reducir el fuego para mantener a fuego lento y cocinar durante 35 a 40 minutos, hasta que las verduras estén tiernas.
4. usando una licuadora de mano mezcle la sopa hasta que quede suave.
5. poner la sopa en cuencos, cubra con un poco de yogur, si lo desea, y sirva.

Batido De "Pastel De Manzana"

porciones: 3

tiempo de preparación: 10 minutos

Ingredientes

- 2 taza de leche de almendras
- 2 taza de canela
- 2 pizca de nuez moscada
- y un cuarto de cucharada de jengibre molido
- 4 cucharadas de miel
- 4 manzanas, sin corazón y en rodajas
- 2 plátano, congelado o fresco
- 2 taza de hielo triturado

Instrucciones

1. Agregue todos los ingredientes en un procesador de alimentos o en una licuadora de alta velocidad.

2. mezclar hasta que todos los ingredientes se combinen bien.

3. beba inmediatamente o manténgalo refrigerado en un frasco de vidrio.

Batido De Melocotón De Almendra

porciones: 2

tiempo de preparación: 5 minutos

Ingredientes

- 2 plátano congelado cortado en trozos
- 4 cucharadas de almendras cortadas, tostadas
- 2 puñado de hojas de rúcula
- 2 taza de jugo de naranja recién exprimido
- 2 taza de duraznos congelados

Instrucciones

1. Agregue todos los ingredientes en su licuadora de velocidad rápida.

2. mezclar durante 50 segundos o hasta que quede suave.

3. servir y disfrutar!

Ensalada De Almendras Y Naranja

porciones: 4

tiempo de preparación: 20 minutos

Ingredientes

- y un octavo tsp escamas de pimiento rojo
- 4 naranjas ombligo, peladas y cortadas en rodajas
- y medio pimiento rojo, en rodajas
- y un cuarto de taza de cebolla roja finamente picada
- 12 tazas de hojas de espinaca desgarradas
- y dos tercios de la taza de almendras cortadas, tostadas
- y un tercer taza de jugo de naranja
- 5 cucharadas de vinagre de vino blanco
- 5 cucharadas de almendra o aceite vegetal
- 2 cucharada de miel

- 4 cucharadas de jengibre fresco rallado
- y un cuarto de sal tsp

Instrucciones

1. mezcle el jugo de naranja, el vinagre, el aceite, la miel, el jengibre, la sal y las hojuelas de pimienta.

2. En una ensaladera, combine las rodajas de naranja, el pimiento, la cebolla y el aderezo.

3. marinar durante al menos 10 a 15 minutos.

4. Mezcla de espinacas con mezcla de aderezo y espolvorea almendras en rodajas tostadas en la parte superior.

5. servir.

Panqueques De Desayuno Con Arándanos

porciones: 8

tiempo de preparación: 15 minutos

Ingredientes

- y un cuarto de taza de jugo de limón (recién exprimido)
- 1 y media cucharada de polvo de hornear
- y media cucharada de bicarbonato de sodio
- y un cuarto de sal tsp
- azúcar en polvo
- 2 huevo orgánico
- 2 taza de harina para todo uso
- 4 cucharadas de aceite de oliva
- 2 taza de arándanos congelados (o moras)
- 2 taza y media de leche

Instrucciones

1. en un tazón, batir la harina, el bicarbonato de sodio, la energía para hornear y la pizca de sal.

2. en un tazón separado, batir los huevos; añadir la leche y el jugo de limón.

3. Combinar los ingredientes secos a la humedad y mezclar hasta que estén húmedos.

4. Calentar el aceite en una sartén grande a temperatura media-alta.

5. cuchara y un cuarto de taza de masa por panqueque y espolvoree arándanos congelados en la parte superior.

6. Cocine de 5 a 10 minutos y luego, dé la vuelta y cocine hasta que esté listo.

7. espolvoree con azúcar en polvo y sirva.

Ensalada De Pimienta Española

porciones: 4

Tiempo de cocción: 15 minutos

Instrucciones

- 8 cucharadas de aceite de oliva virgen
- 4 cucharadas de vinagre de vino blanco
- y tres cuartos de taza de pimientos verdes, picados
- 2 libra de tomates medianos, picados
- 2 cebolla pequeña
- 2 diente de ajo, finamente en rodajas
- 2 plátano grande

Instrucciones

1. En un tazón, combine los tomates, la cebolla y los pimientos verdes.

2. Agregue el ajo picado, el plátano y la sal.

3. En un tazón separado batir el aceite de oliva virgen extra y el vinagre de vino blanco.

4. Vierta el aderezo sobre la ensalada y vierta ligeramente.

5. servir.

Crema De Canela De Manzana

porciones: 4

Tiempo de cocción: 20 minutos

Ingredientes

- 2 taza de agua
- 2cucharada de canela
- 2cucharada de todas las especias
- 4 clavos de olor
- 16 tazas de manzanas peladas y picadas
- 2 taza de jugo de manzana

Instrucciones

1. en una olla mezcle todos los ingredientes. cubrir y llevar a ebullición; bajar el calor.

2. Descubrir la olla y dejar que hierva durante 15 minutos más revolviendo ocasionalmente.

3. Retire la sartén del fuego y deje enfriar.

4. Transfiera la crema de manzana en la licuadora y mezcle durante un minuto.

5. conservar en el frigorífico en un recipiente con tapa.

6. servir frío con canela extra.

Waffles De Coco De Almendra

porciones: 8

Tiempo de cocción: 20 minutos

Ingredientes

- 2 cucharadita de canela molida
- 2 cucharada de extracto de vainilla
- 2 cucharada de sal

- 4 huevos
- 2 taza de leche de coco, sin endulzar
- 2 cucharada de harina de coco
- 2 cucharada de polvo de hornear
- 2 taza y media de harina de almendras
- y media taza de polvo de raíz de flecha
- 4 cucharadas de aceite de coco,
- 4 cucharadas de azúcar de coco

Instrucciones

1. precaliente el fabricante de gofres de acuerdo con las instrucciones.
2. en un tazón profundo batir los huevos, las primeras claras, que las yemas.
3. Agregue la leche de almendras, el aceite de coco y la vainilla.
4. en un plato separado mezclar harina de almendras, polvo de raíz de flecha, harina de coco, azúcar de coco, canela y sal.
5. remover bien.

6. Combine la mezcla de huevo con la mezcla de harina.
7. mezcla de cuchara en un fabricante de gofres.
8. para la cobertura use fruta o miel.

Alcachofas Con Habas De Fava

porciones: 6

Tiempo de cocción: 1 hora y 30 minutos

Ingredientes

- 2 cebolada, picada aproximadamente
- 2 taza de aceite de oliva
- 6 dientes de ajo, en rodajas finas
- 2 cucharada de harina
- 6 cucharadas de eneldo fresco picado
- 12 tazas de agua
- 12 cucharadas de jugo de limón fresco
- 15 corazones de alcachofa enlatados o congelados, descongelados
- 2 y un cuarto de libras de habas de fava
- 2 cebolla amarilla mediana, picada

Instrucciones

1. en una sartén, caliente el aceite a fuego medio-alto.
2. Agregue el ajo, las cebollas y las cebolletas y cocine, revolviendo ocasionalmente, unos 5 minutos.
3. Agregue las alcachofas y 5 tazas de agua. llevar a ebullición, reducir el calor a medio-bajo, y
4. cocinar, revolviendo ocasionalmente, hasta que las alcachofas estén tiernas, unos 30 minutos.
5. Agregue los frijoles fava y cocine hasta que estén tiernos, por unos 10 minutos.
6. en un tazón pequeño, revuelva el jugo de limón restante, la harina y 1 cucharada de líquido de cocción; añadir la mezcla a la sartén y cocinar hasta que el líquido se espese ligeramente, aproximadamente 7. 3 minutos.
7. mezclar en medio eneldo; pasar a un cuenco para servir. s

8. servir caliente.

Batido De Ensalada De Rúcula

porciones: 2

Tiempos de cocción: 0 minutos

tiempo de preparación: 10 minutos

Ingredientes

- y media taza de agua
- y un cuarto de taza de leche de almendras (sin endulzar)
- 5 cucharadas de jugo de limón fresco
- 5 tazas de rúcula fresca
- y media cabeza pequeña de ensalada de lechuga
- 1 plátano congelado o fresco
- 1 taza de trozos de piña cruda

Instrucciones

1. Combine todos los ingredientes en su licuadora de alta velocidad y mezcle hasta que quede suave.

2. beba inmediatamente.

Ensalada De Otoño Con Aderezo De Granada

porciones: 6

Tiempo de cocción: 20 minutos

Ingredientes

- y media granada
- 2 taza de repollo rojo, rallado
- para la vinagreta:
- 5 cucharadas de jugo de granada
- y un cuarto de taza de aceite de oliva
- 5 cucharadas de jugo de limón (recién exprimido)
- sal y pimienta negra al gusto
- para la ensalada:
- 6 tazas de ensalada de lechuga
- 2 aguacate
- 2 zanahoria en rodajas

Instrucciones

1. Pica la ensalada de lechuga a tu gusto y añade el aguacate picado, las zanahorias, la granada y el repollo rojo.

2. En un tazón separado, batir todos los ingredientes para el aderezo: el jugo de granada, el aceite de oliva, el jugo de limón y la sal y la pimienta negra.

3. vierta el aderezo sobre la ensalada y mezcle uniformemente.

4. Pruebe y ajuste la sal y la pimienta.

5. servir inmediatamente.

Horno - Flores De Diente De León Empanadas Al Horno

porciones: 4

Tiempos de cocción: 35 minutos

Ingredientes

- 1 taza de leche

- 1 taza de migas de pan

- sal y pimienta al gusto

- y tres cuartos de libra de flor de diente de León

- 1 taza de agua salada fría

- 1 huevo de pollos de corral

Instrucciones

1. precalentar el horno a 385f.

2. Forme una bandeja para hornear con papper pergamino.

3. Remoje los greens de diente de León en un tazón grande de agua fría con 2 cucharadita de sal durante 12 a 15 minutos.

4. enrolle las flores en toallas de papel para eliminar el exceso de humedad.

5. en un tazón, haga la masa combinando huevo, migas de pan, leche y sal y pimienta.

6. sumerja las flores en la masa.

7. Coloque las flores recubiertas de masa en una bandeja para hornear forrada.

8. hornee hasta que se dore, unos 15 a 20 minutos.

9. sazonar la sal y la pimienta y servir.

Pasta Multigrano Al Horno Con Calabacín

porciones: 4

Tiempos de cocción: 30 minutos

Ingredientes

- 5 tazas de judías verdes - recortadas y cortadas diagonalmente por la mitad
- y un cuarto de tsp condimento italiano
- 6 cucharadas de queso mozzarella, rallado, parte de leche desnatada
- 4 cucharadas de aceite de oliva
- 4 cucharadas de agua fría
- sal y pimienta al gusto
- 24 oz de espaguetis multigrano
- 5 tazas de calabacín cortado en cubos pequeños
- 5 tazas de tomates finamente picados

- y media taza de salsa de tomate

Instrucciones

1. precalentar el horno a 390f/190 c.

2. Caliente el aceite en una sartén a fuego medio-alto.

3. agregue calabacín y judías verdes.

4. cocine durante 5 a 10 minutos revolviendo ocasionalmente.

5. mezcle los tomates (con jugo), la salsa de tomate, el agua, el condimento italiano, la sal y la pimienta al gusto.

6. cubra y cocine a fuego lento 5 a 10 minutos; Reservar.

7. prepare espaguetis multigrano de acuerdo con las instrucciones del paquete.

8. escurrir y remover con verduras.

9. Transfiera los espaguetis y verduras a un pequeño plato de hornear recubierto con aceite de oliva. s

10. espolvorea con quesos.

11. Cubra y hornee 10 a 15 minutos o hasta que burbujee.

12. descubrir y hornear durante más 12 a 15 minutos.

13. servir caliente.

Dedos De Perejil Al Horno

porciones: 6

Tiempos de cocción: 20 minutos

Ingredientes

- y un cuarto de taza de aceite de oliva
- sal al gusto
- 5 anejipes, cortados en rodajas

Instrucciones

1. precalentar el horno a 360 f/190 c.

2. Lavar, peal y cortar el perejil en palos. sazonar sal al gusto.

3. Forme una bandeja para hornear con papel de pergamino y cierle aceite de oliva.

4. colocar en el horno y hornear unos 15 a 20 minutos hasta que se doren.

5. servir caliente o frío.

Batatas Al Horno Con Pimentón Ahumado

porciones: 2

Tiempo de cocción: 55 minutos

Ingredientes

- 5 cucharadas de aceite de oliva
- 2 cucharada de pimentón ahumado
- 2 cucharada de levadura nutricional, opcional
- sal al gusto
- 6 batatas medianas
- 2 cucharada de pimienta de cayena, opcional

Instrucciones

1. precalentar el horno a 410f/200c.
2. Limpie la piel de las patatas.
3. Lavar bien las batatas; pelarlos
4. a continuación, cortar las batatas en cuñas.
5. En un tazón, mezcle las patatas con el resto de los ingredientes.

6. Forme una bandeja para hornear con papel de pergamino y extienda sobre las patatas.

7. Hornee hasta que estén tiernos y dorados durante unos 45 a 50 minutos.

8. servir caliente.

Crema De Plátano Y Almendras

porciones: 4

Tiempo de cocción: 10 minutos

Ingredientes

• 2 cucharada de extracto de almendra

• 6 cucharadas de mantequilla de almendras (sencilla, sin sal)

• y media cucharada de canela

• 2 cucharada de azúcar en polvo de vainilla

• 6 plátanos congelados

• 5 cucharadas de leche de almendras (sin endulzar)

Instrucciones

1. Agregue el plátano congelado, la leche de almendras y el extracto de almendras en una licuadora, y mezcle hasta que quede suave y grueso.

2. Agregue la mantequilla de almendras, la canela y el azúcar de vainilla, y mezcle durante 50 a 55 segundos más.
3. servir inmediatamente o refrigerar en un recipiente de vidrio para más tarde.
4. disfrutar!

Fideos De Calabacín Basilio Con Feta

porciones: 3

Tiempos de cocción: 20 minutos

Ingredientes

- 6 cucharadas de aceite de oliva virgen extra
- 8 dientes de puré de ajo
- 2 cucharada de hojuelas de pimiento rojo
- 2 cucharada de pimiento rojo picado
- sal y pimienta fresca agrietada al gusto
- 5 tazas de fideos de calabacín (zoodles)
- 6 cucharadas de albahaca fresca (picada)
- y media taza de queso feta, desmenuzado

Instrucciones

1. Corte el calabacín en tiras finas, como fideos con una mandolina.
2. En una sartén calentar el aceite de oliva.
3. Agregue el ajo, el pimiento rojo picado y las hojuelas de pimiento rojo.
4. sofríe sólo durante 1 a 5 minuto.

5. Añadir los fideos de calabacín (zoodles) y dejar cocinar durante 5 a 10 minutos.
6. Apague el fuego y espolvoree con albahaca fresca.
7. remover ligeramente.
8. Agregue el queso feta desmenuzado y revuelva.
9. servir inmediatamente.

Mora Y Almendras Molidas Smoothie

porciones: 2

tiempo de preparación: 10 minutos

Ingredientes

- 1 puñado de espinacas frescas para bebés
- 2 cucharadas de almendras molidas
- 2 cucharadas de canela molida
- y medio extracto de vainilla pura
- 1 taza y media de leche de almendras sin endulzar
- 1 plátano pequeño congelado
- 1 taza de moras frescas o congeladas

Instrucciones

1. Vierta la leche de almendras en su licuadora de alta velocidad, y agregue todos los ingredientes restantes.

2. mezclar durante 45 a 50 segundos o hasta que quede suave.

3. servir inmediatamente.

Rebanadas De Manzana Empanadas

porciones: 6

tiempo de preparación: 15 minutos

Ingredientes

- y media cucharada de sal
- y media cucharada de azúcar
- y media cucharada de canela
- aceite de oliva para freír
- 5 a 7 manzanas peladas y cortadas en rodajas
- 5 cucharadas de harina autoedhesión
- 5 cucharadas de leche de almendras

Instrucciones

1. limpiar, pelar y cortar manzanas; Reservar.

2. En un tazón, combine la harina, la leche de almendras, la sal, el azúcar y la canela.

3. revuelva y haga masa densa.

4. Caliente el aceite en una sartén grande a fuego alto.

5. sumerja las rodajas de manzana en una masa y ale freír en aceite caliente durante un minuto por lado.

6. retirar en un papel de cocina para drenar.

7. servir caliente.

Brocoli, Albahaca Y Salsa De Mostaza

porciones: 4

Tiempos de cocción: 10 minutos

Ingredientes

- Mostaza de piedra molida de 2 cucharadas
- y media taza de aceite de oliva
- y media taza de jugo de limón
- 2 diente de ajo picado
- sal y pimienta fresca al gusto
- 2 libra de brócoli, cocida
- 6 cucharadas de hojas frescas de albahaca

Instrucciones

1. coloque todos los ingredientes en una licuadora de alta velocidad.

2. mezclar hasta que todos los ingredientes se combinen bien.

3. Pruebe y ajuste la sal y la pimienta al gusto.

4. servir o mantener refrigerado en un frasco de vidrio.

Arroz Integral Con Champiñones Y Salsa Tahini

porciones: 4

Tiempos de cocción: 40 minutos

Ingredientes

- 2 pimiento rojo asado
- sal y pimienta
- salsa
- 5 cucharadas de aceite de oliva
- jugo de 5 limones recién exprimidos
- 5 cucharadas de tahini
- pizca de pimentón molido
- y media libras de arroz integral
- agua para hervir

- 5 cucharadas de aceite de oliva infundido con ajo
- 2 taza de champiñones frescos
- 2 taza de frijoles negros hervidos
- 2 taza de nueces en rodajas

Instrucciones

1. hierva el arroz en agua salada durante 30 a 35 minutos a fuego medio.
2. Enjuague con agua corriente y escurra en colador.
3. calentar el aceite de oliva en una sartén grande y saltear las setas.
4. añadir la pimienta y saltear durante 5 10 minutos; remover de vez en cuando.
5. Revuelva el arroz con todos los ingredientes restantes en una ensaladera grande.
6. remover todos los ingredientes para la salsa y verter sobre la mezcla de arroz; para combinar bien.
7. servir.

Ensalada De Repollo, Zanahoria Y Ají

porciones: 5

Tiempos de cocción: 15 minutos

Ingredientes

- 2 paquete de cilantro, finamente picado
- y media taza de zanahoria rallada
- y medio con pimienta roja sin semillas y picada
- 5 jugos de limón (2 limones)
- y un cuarto de taza de aceite de oliva infundido con ajo
- sal y pimienta molida al gusto
- 2 cabeza de repollo, finamente picada
- 12 cebolletas cortadas en rodajas finas

Instrucciones

1. Combine el repollo, las cebolletas, la pimienta, la zanahoria y el cilantro en una ensaladera grande.
2. sazonar con jugo de limón fresco, aceite de oliva, sal y pimienta al gusto y revuelva bien.
3. Pruebe y ajuste el condimento según sea necesario.
4. servir.

Ensalada De Zanahoria Y Raíz De Apio Con Almendras

porciones: 12

Tiempo de cocción: 15 minutos

Ingredientes

- 5 cucharadas de mostaza dijon caliente
- 8 cucharadas de aceite de oliva virgen extra
- y un cuarto de taza de almendras en rodajas, tostadas
- 5 vinagre de sidra de manzana
- sal kosher y pimienta negra recién molida al gusto
- 10 zanahorias
- 18 onzas de raíz de apio
- 12 onzas de rúcula picada
- y una tercera taza de hojas frescas de cilantro, picadas
- 2 tsp de miel

Instrucciones

1. en un tazón pequeño, batir la mostaza caliente, el vinagre y la miel.
2. sazonar con sal y pimienta al gusto.
3. Agregue el aceite de oliva y batir bien.
4. Limpie y recorte la raíz de apio y las zanahorias.
5. en una rejilla procesadora de alimentos las zanahorias y la raíz de apio.
6. Transfiera a una ensaladera.
7. añadir la mitad de las almendras y la mitad del cilantro y la rúcula; toss con el aderezo de mostaza.
8. sazonar la sal y la pimienta al gusto.
9. Espolvorea con las almendras restantes y cilantro al gusto y sirve.

Salty-Dulce Anacardo Aderezo De Pasas

porciones: 4

Tiempos de cocción: 10 minutos

Ingredientes

- 1 manzana pelada, en rodajas
- 2 cucharadas de pasas secas
- pizca de sal himalayan
- y un cuarto de taza de anacardos crudos
- y una tercera taza de leche de almendras sin endulzar

Instrucciones

1. añadir los anacardos con leche de almendras y manzanas en rodajas en una licuadora de alta potencia; mezclar bien hasta que quede suave.

2. Agregue las pasas y mezcle durante 20 a 15 segundos.

3. servir y disfrutar!

Sopa De Acelga Con Garbanzos

porciones: 6

Tiempos de cocción: 55 minutos

Ingredientes

- 6 cucharadas de aceite de oliva

- 2 cucharada de pimentón

- 2 cucharada de laurel molido

- 2 cucharada de perejil picado

- 6 tazas de agua o caldo de verduras

- sal y pimienta al gusto

- 14 onzas de acelga picada

- 14 onzas de garbanzos cocidos

- 5 pimientos verdes picados

- 2 patata grande, pelada y cortada en cubos

- 5 dientes de ajo

Instrucciones

1. Caliente dos cucharadas de aceite en una sartén.
2. lavar y picar los pimientos, cortar la patata en cubos, pelar el ajo y picar bien.
3. Cuando el aceite esté caliente, agregue los pimientos, los cubos de patata y el ajo y freír durante cinco minutos.
4. añadir en la acelga y sofríe hasta que esté tierno.
5. poner el pimentón y la hoja de laurel, mezclar bien y añadir agua o caldo.
6. Cubra la sartén y cocine de 25 a 30 minutos.
7. Cuando las verduras se vuelvan tiernas, agregue los garbanzos.
8. Cocine cinco minutos y espolvoree con perejil picado.
9. agregue sal y pimienta al gusto. servir caliente.

Ensalada De Tomate, Mozzarella Y Rúcula

La unión del tomate con ingredientes como la mozzarella hace más apetecible y sabrosa la ensalada. Esta refrescante ensalada aporta múltiples beneficios para nuestro cuerpo.

Como ya sabemos el tomate nos aporta un gran número de antioxidantes además de ser una fuente rica de vitaminas y minerales.

La mozzarella nos aporta no solo vitaminas y minerales, sino también es fuente de proteína y calcio, con lo que nos ayuda mantener sanos nuestros huesos.

La rúcula es una hortaliza típica de la zona mediterránea parecida a la lechuga y se utilizamos principalmente para ensaladas, nos aporta antioxidantes y calcio.

Para 4 personas.

- 600 gramos de mozzarella.
- 600 gramos de rúcula.
- Aceite de oliva.
- Vinagre balsámico
- Sal
- Pimienta
- Tiempo de preparación ½ hora
- Dificultad Baja.
- Ingredientes:
- 400 gramos de tomates cherry.

Preparación.

1. Lavaremos los tomates cherry y los secaremos con papel de cocina.
2. Lavaremos la rúcula y la colocáremos en una centrifugadora para quitarle el agua a las hojas.
3. Pondremos a escurrir la mozzarella y la cortaremos en láminas.
4. Para preparar la salsa para aliñar la ensalada, pondremos en un bol el aceite de oliva, el vinagre balsámico, la sal y la

pimienta y removeremos bien hasta conseguir que los ingredientes estén perfectamente mezclados.
5. En unos platos llanos, distribuiremos la rúcula y la mozzarella.
6. Aliñaremos la ensalada con la salsa y la serviremos enseguida.

Gazpacho

Es imposible determinar desde un punto de vista cronológico el origen dentro de la historia, ya que esta sopa fría proviene de las clases más desfavorecidas. Sin embargo, está comprobado que su origen geográfico es Andalucía.

La primera referencia que se hace del gazpacho es en el libro "Tesoro de la Lengua Castellana o española" de Sebastián de Covarrubias editado en 1.611.

El gazpacho es una fuente de vitamina C, vitamina A, vitamina E, hidratos de carbono, minerales como el calcio, el hierro y el potasio entre otros aportando también fibra y sustancias antioxidantes. El gazpacho por su composición en sales minerales es considerado una bebida isotónica.

Para 4 personas.

- 2 pimiento verde
- 2 diente de ajo
- 1 pepino
- 4 rebanadas de pan
- 8 cucharadas de aceite
- 2 cucharada de vinagre de jerez
- Agua Fría
- Sal
- Tiempo de preparación 45 minutos
- Dificultad Baja.
- Ingredientes:
- 15 tomates maduros aproximadamente 1kg.

Preparación.

1. Primero limpiaremos los tomates y los cortaremos en cuartos.
2. Lavaremos el pepino, lo pelaremos y lo cortaremos por la mitad a lo largo y después en trozos.
3. Lavaremos el pimiento, lo cortaremos por la mitad para quitarle las semillas y la

membrana blanca y lo partiremos en trozos. Pelaremos el ajo.
4. Pondremos todos los ingredientes en un recipiente añadiendo también el pan troceado el aceite, el vinagre y el agua fría.
5. Trituraremos todos los ingredientes hasta obtener una textura no demasiado espesa.
6. En caso de que haya quedado muy espesa, podremos añadir un poco más de agua.
7. Rectificaremos de sal y vinagre si fuera necesario y lo dejaremos reposar en la nevera tapado como mínimo una hora para que este frío.
8. Se servirá en boles individuales.

Tomates Rellenos Con Aguacate

Para 4 personas.

Tiempo de preparación ½ hora

Dificultad Baja.

Ingredientes:

- Hojas de rúcula o de otro tipo de lechuga
- 1 limón
- Aceite de oliva
- Sal
- 8 tomates
- 4 aguacates
- 2 cebolla tierna

Preparación:

1. Para hacer esta receta utilizaremos unos tomates de piel fina y pulpa carnosa que estén maduros pero firmes.
2. Primero lavamos los tomates, los secaremos y cortaremos la parte superior.

3. Con una cucharilla, iremos quitando la pulpa y la pondremos en un bol.
4. Cortaremos el aguacate, quitaremos el hueso lo pelaremos y cortaremos la pulpa a dados.
5. Exprimiremos el limón y rociaremos los datos del aguacate con el zumo para evitar que se oscurezca.
6. Pelaremos y lavaremos la cebolla tierna y la partiremos finamente, añadiéndola también en el bol donde ya tenemos el aguacate cortado a dados pequeños y la pulpa del tomate también cortada en dados pequeños.
7. Aliñaremos esta mezcla con la sal y el aceite de oliva, lo dejaremos unos minutos para que tome sabor.
8. Rellenaremos los tomates con la preparación anterior y los serviremos acompañados con las hojas de rúcula.

Alubias Rojas Estofadas

Para 4 personas

Tiempo de Preparación 2 horas

Dificultad Baja

Ingredientes.

- 4 dientes de ajo
- 2 cebolla
- Laurel
- Aceite de Oliva
- Sal
- 500 gramos de alubias rojas
- 550 gramos de chorizo
- 100 gramos de tocino

Preparación.

1. Pondremos las alubias en remojo la víspera con agua fría.
2. Lavaremos las alubias y las pondremos en una olla con agua fría.

3. Pelaremos, lavaremos y partiremos la cebolla a trozos y la pondremos también en la olla.
4. Pelaremos los ajos y lavaremos la hoja de laurel para añadirlos a la cazuela junto con un chorro de aceite y sal.
5. Pondremos la olla a fuego fuerte y cuando empiece a hervir, bajaremos el fuego dejando que se cuezan a fuego lento, aproximadamente 2 horas.
6. Si queremos acortar el tiempo utilizaremos una olla a presión.
7. Mientras se hacen las alubias en una sartén pondremos el tocino cortado a trozos y el chorizo cortado a rodajas.
8. Cuando el tocino y el chorizo estén dorados los retiraremos.
9. Cuando falte 30 minutos para que las alubias estén hechas, incorporaremos a la olla el tocino y el chorizo y dejaremos que se terminen de hacer las alubias, vigilando siempre que no se queden secas, si es

necesario agregaremos un poco de agua fría.
10. Rectificamos de sal y las serviremos calientes.

Garbanzos Con Bacalao

Para 4 personas

Tiempo de Preparación 2 horas

Dificultad baja

Ingredientes

- 800 gramos de espinacas
- 2 cebolla
- 5 puerros
- 6-8 patatas
- 4 dientes de ajo
- Pimentón
- Aceite de Oliva
- 400 gramos de garbanzos
- 400 gramos de bacalao
- Sal

Preparación.

1. La noche anterior pondremos en remojo los garbanzos y en otro bol el bacalao para desalarlo.

2. En una olla con agua caliente y sal pondremos a cocer los garbanzos aproximadamente 2 horas.
3. Cuando estén casi hechos, añadiremos el bacalao.
4. Pelaremos, lavaremos y picaremos la cebolla.
5. Pelaremos los ajos y los cortaremos a láminas.
6. Lavaremos muy bien las espinacas.
7. Pelaremos, lavaremos y cortaremos en trozos las patatas.
8. Lavaremos los puerros, le quitaremos la capa verde y los cortaremos en trozos.
9. En una cazuela con agua salada hirviendo coceremos las patatas, los puerros y las espinacas.
10. Cuando estén cocidas, escurriremos bien.
11. En una sartén pondremos aceite de oliva y cuando este caliente sofreiremos la cebolla y los ajos, cuando los ajos estén dorados añadiremos el pimentón, removeremos y

añadiremos todo a la olla donde hemos cocido los garbanzos.
12. Agregaremos las patatas, las espinacas y los puerros, rectificaremos de sal y dejaremos cocer a fuego lento unos minutos más.
13. Serviremos caliente

Berenjenas Rellenas De Gambas.

Para 4 personas.

Tiempo de preparación 1h.

Dificultad Medía

Ingredientes:

- Queso rallado
- Leche
- Harina
- Sal
- Aceite de Oliva
- 4 berenjenas
- 900 gramos de gambas
- 4 ajos

Preparación:

1. Primero lavaremos las berenjenas, las cortaremos longitudinalmente por la mitad y las pondremos en una cazuela con agua y sal a cocer aproximadamente 30 minutos).

2. A continuación, las sacaremos de la cazuela, las escurriremos y las dejaremos enfriar un poco, para poder quitar la pulpa sin que se rompa la piel.
3. Pelaremos y laminaremos los ajos. En una sartén pondremos el aceite de oliva para sofreír los ajos.
4. Cuando estén doraditos, pero sin quemarse, añadiremos las gambas peladas y saltearemos unos 5 minutos.
5. Añadiremos la harina para que se tueste y seguidamente añadimos la leche y dejaremos cocer, removiendo hasta que empiece a espesar.
6. Pasados unos minutos, añadimos la pulpa de la berenjena y mezclaremos bien.
7. En una bandeja que pueda ir al horno colocaremos las berenjenas y las rellenaremos con la mezcla que hemos preparado.
8. Las espolvorearemos con el queso rallado y las gratinaremos.
9. Servir calientes.

Espinacas Con Garbanzos

Para 4 personas.

Tiempo de preparación 2 horas

Dificultad media.

Ingredientes

- 8 dientes de ajo
- 6 huevos
- Aceite de oliva
- Pimienta
- Pimentón
- 900 gramos de garbanzos.
- 2 kilo de espinacas
- Sal

Preparación:

1. Pondremos los garbanzos en remojo la víspera.

2. Lavaremos las espinacas, pelaremos los ajos y los cortaremos en láminas.
3. En una cazuela con agua y sal pondremos a hervir los garbanzos hasta que estén bien hechos
4. Mientras tanto, en otra cazuela con agua salada pondremos a hervir las espinacas. Una vez estén cocidas, las escurriremos muy bien y las reservaremos.
5. En un cazo con agua y sal pondremos a cocer los huevos durante aproximadamente 15 a 20 minutos.
6. Cuando estén cocidos, los refrescaremos y los pelaremos,
7. En una sartén pondremos el aceite de oliva y doraremos los ajos, una vez estén dorados añadiremos el pimentón y las espinacas, bajaremos el fuego y los dejaremos unos minutos hasta que esté todo bien mezclado.
8. Escurriremos los garbanzos y los pondremos en una fuente, añadiremos las espinacas sofritas y por último pondremos el huevo cocido cortado en rodajas.

9. Servir caliente

Guisantes Con Jamón

Ingredientes

- 2 Copa de vino
- 300 gramos de jamón
- Pimienta blanca molida
- Aceite de Oliva
- 2 Kg de guisantes desgranados pueden ser naturales o congelados
- 8 huevos duros
- Sal

Preparación

1. En una cazuela con agua hirviendo añadiremos los guisantes y la sal, una vez que estén cocidos los escurriremos y los reservaremos.
2. En una cazuela de barro pondremos aceite a calentar, añadiremos el jamón cortado a

tacos y pondremos los guisantes para que se rehoguen bien y añadiremos el vaso de vino.
3. Dejaremos unos minutos hasta que el vino se evapore
4. Los serviremos en una fuente y encima de los guisantes pondremos los huevos cortados en rodajas.

Habas Con Jamón

Para 4 personas

Tiempo de Preparación 1 hora

Dificultad Media.

Ingredientes

- 500 gramos de jamón
- 2 cebolla
- 4 ajos
- Aceite
- 4 kilos de habas tiernas
- Sal

Preparación

1. Desgranaremos las habas. Una vez desgranadas las lavaremos y las escurriremos bien.
2. Cortaremos el jamón en trozos pequeños.
3. En una cazuela pondremos aceite y cuando esté caliente incorporaremos los trozos de jamón para que se rehoguen.

4. Retiraremos el jamón y los reservaremos.
5. Pelaremos la cebolla y los ajos, los lavaremos y cortaremos finos.
6. En la cazuela donde hemos rehogado el jamón añadiremos la cebolla, los ajos y las habas.
7. Añadiremos un poco de agua y lo dejaremos cocer a fuego lento hasta que las habas estén tiernas
8. Al final de la cocción, añadiremos la sal y los trozos de jamón y serviremos caliente.

Desayuno Sabroso Con Una Ensalada

Tiempo total de preparación y cocción: 15-20 minutos

Información Nutricional (por porción)

Calorías: 519

Grasa: 39,4 g.

Hidratos de carbono: 29.1 g.

Proteína: 19.1 g.

Para 4 personas.

Aunque comer una ensalada para el desayuno puede parecer una idea extraña, también lo es comer la pizza de las sobras frías de la noche anterior y, sin embargo, muchos de nosotros nos hemos despertado un sábado por la mañana y hemos comido una rebanada fría directamente del refrigerador. Entonces, ¿por qué no probar una opción saludable e ir a por una ensalada? Este plato está lleno de sabrosos bocados para el desayuno, como huevos pasados por agua, tomate y aguacate. Peppery Arugula es una deliciosa opción sin pan para absorber las yemas. La grasa saludable del aguacate y el aceite de oliva lo ayudará a sentirse lleno y con energía hasta la hora del almuerzo. Para rematar, las almendras crujientes y la quinua cargada de fibra añaden aún más proteínas y sabor. Ensalada para el desayuno? Si por favor

Componentes

- 2 De Almendras, picadas (opcional: tostar las almendras para aumentar el sabor)
- 2 aguacate grande, en rodajas
- 1 De hierbas verdes mixtas (ejemplos: menta, eneldo o albahaca)
- 3 limón
- Sal y pimienta
- 4 cucharadas de Aceite de oliva extra virgen, para rociar.
- 8 huevos grandes
- 4 De Tomates cherry, cortados por la mitad; o reliquia picada o tomates Roma

- 20 De rúcula enjuagada y secada
- La mitad de un pepino sin semillas, picado aproximadamente
- 2 De Quinua cocida y enfriada

Preparación:

1. Hervir suavemente los huevos.
2. Caliente una olla con agua fría hasta que hierva, luego baje el fuego hasta que el líquido hierva a fuego lento (burbujeando suavemente, o justo por debajo de la ebullición).
3. Luego, coloque suavemente los huevos en el agua con una cuchara grande, y déjelos en el agua a fuego lento durante 6 minutos.
4. Retírelos rápidamente de la olla y póngalos en agua fría inmediatamente.

5. Ponga los huevos a un lado; Pelelas cuando esté listo para usarlas.
6. Coloque los siguientes ingredientes en un tazón grande: tomates picados, pepino picado, quinua cocida fría y rúcula.
7. Mezcle para combinar, luego rocíe alrededor de la mitad del aceite sobre él.
8. Sazone con la pimienta molida y la sal, luego mezcle de nuevo.
9. Divida la mezcla del cuenco entre cuatro platos. A continuación, pele los huevos y cortelos por la mitad. Poco después, cubra cada ensalada con un huevo a la mitad y ½ de aguacate en rodajas.
10. Espolvoree las hierbas mixtas y las almendras uniformemente sobre las cuatro ensaladas.

11. Cubra cada ensalada con un poco de jugo de limón, espolvoree un poco más de sal y pimienta (al gusto) y rocíe con el resto del aceite de oliva.
12. Variación baja en carbohidratos : reduzca la cantidad de vegetales a la mitad y elimine la quinua.
13. Agrega un huevo más por persona y dobla las almendras.

Ricotta De Almendras Con Miel Y Melocotones En Un Muffin Inglés

Tiempo total de preparación y cocción: 10 minutos

Información Nutricional (por porción)

Calorías: 391

Grasa: 17,4 g.

Hidratos de carbono: 46,8 g.

Proteína: 16,6 g.

Para 4 personas.

En contraste con algunos platos más sabrosos para el desayuno, este plato satisfará a cualquiera que se despierte con un antojo de algo dulce. Las almendras y el panecillo de trigo integral, además de la grasa del queso ricotta, ayudan a darle energía sostenible. Los duraznos y la miel agregan fuentes saludables de dulzor y nutrientes vitales al comienzo de su día. Si desea comenzar con una pila de panqueques con almíbar, pruebe esta comida para obtener un saludable sustituto del Mediterráneo.

½ de cucharadita de extracto de almendra

1 De almendras laminadas

5 duraznos medianos maduros, picados y cortados.

8 muffins ingleses de grano entero

2 De ricotta de leche entera

10 cucharaditas de miel

Preparación

1. Separar las mitades de los muffins ingleses y tostarlos.
2. Mientras que las magdalenas están tostadas, combine los siguientes artículos en un tazón pequeño: queso ricota, 2 cucharadita.

3. de la miel, almendras (póngalos a un lado para rociar sobre las tapas, si lo desea), extracto de almendra y ralladura de naranja (almendras).
4. Revuelva todo junto suavemente.
5. Extienda aproximadamente 1/9 de la mezcla sobre cada mitad del panecillo. Cubra con las rodajas de durazno, las almendras adicionales que reserva, y aproximadamente 1 cucharadita.
6. de miel por panecillo medio. ¡Comparta y Disfrute!
7. Variación baja en carbohidratos: Servir la propagación envuelta en una envoltura baja en carbohidratos.
8. Utilice un melocotón en lugar de dos.
9. Añada más almendras para mayor saciedad.

Aguacate, Salmón Ahumado Y Huevos Escalfados En Pan Tostado

Tiempo total de preparación y cocción: 15-20 minutos

Información Nutricional (por porción)

Calorías: 463

Grasa: 22,4 g.

Hidratos de carbono: 30.2 g.

Proteína: 35.0 g.

Para 1 persona

Cuando se trata de desayunos llenos de proteínas, ¡este lleva la maternidad! Gracias al sabroso salmón ahumado y dos huevos, definitivamente quedará satisfecho con este sabroso comienzo del día. Agregue el sabor cremoso del aguacate y la rúcula pimienta picante y sus papilas gustativas estarán en el cielo. Si bien el salmón ahumado es un poco menos económico que la mayoría de los ingredientes de este libro, vale la pena el derroche ocasional. Este plato tiene todo lo que necesita para un comienzo satisfactorio para un día de la semana productivo o un brunch de fin de semana tan sabroso que apenas puede creer que sea bueno para usted.

- 5 huevos grandes
- ½ de Rúcula
- 5 onzas de salmón ahumado
- Sal y pimienta, si se desea
- 4 rebanadas de pan integral, tostadas.
- ½ de aguacate grande
- Jugo de limón, solo unas gotas.

Preparación

1. Dentro de un tazón pequeño, mezcle ½ de aguacate a fondo.
2. Agregue el jugo de limón, una pizca de sal, revuelva y ponga este plato a un lado.
3. Rompa los huevos, uno a la vez.

4. Vea las instrucciones a continuación si nunca ha cocido un huevo.
5. Divida el puré de aguacate por la mitad y extiéndalo sobre las dos rebanadas de pan.
6. Adorne el puré de aguacate con las hojas de rúcula, luego agregue la mitad del salmón ahumado a cada rebanada.
7. Coloque suavemente un huevo escalfado sobre cada rebanada, luego espolvoree con sal y pimienta a su gusto.
8. A pesar de que esta comida se sirve en pan tostado, ¡necesitará un tenedor y un cuchillo para comerla!

1. Siempre hervir los huevos uno a la vez.

2. Caliente una olla pequeña de agua hasta que hierva a fuego lento (burbujeando suavemente o casi hirviendo).

3. Rompa los huevos limpiamente en tazones pequeños individuales.

4. Use una cuchara grande para revolver el agua a fuego lento hasta que se mueva suavemente en un círculo, como un remolino.

5. Suavemente incline un huevo en el agua en remolino y déjelo allí por dos minutos.

6. Retire el huevo suavemente con una cuchara ranurada y póngalo en agua con hielo durante

unos 10 segundos para detener el proceso de cocción (esto mantendrá la yema).

7. Use una toalla de papel para secar el huevo y use el borde de una cuchara para cortar las claras de alrededor del huevo.

Variación baja en carbohidratos : elimine el pan y sirva los otros ingredientes en un tazón. Doble el aguacate y considere agregar más salmón ahumado.

Variación baja en sodio : use salmón fresco que haya sido asado a la parrilla o cocido en lugar de salmón ahumado.

Pancakes De Yogur Griego Con Moras Y Bayas

Tiempo total de preparación y cocción: 30 minutos

Información Nutricional (por porción)

Calorías: 301

Grasa: 9,4 g.

Carbohidratos: 37.9 g.

Proteína: 19.0 g.

Para 6 personas.

1. A pesar de que los panqueques parecen un tratamiento decadente que no debe tocar cuando está siguiendo un plan de alimentación saludable, ¡en realidad hay una manera de disfrutarlos con la dieta mediterránea! Cuando use harina de trigo integral, limite el azúcar, saltee el jarabe en la parte superior y agregue yogur griego con proteínas a la mezcla, ¡incluso los

panqueques pueden ser relativamente saludables! Cubierto con deliciosas bayas, esta receta apta para familias seguramente complacerá a la multitud.

Rollos De Jamón Cocido Rellenos De Ensalada Rusa

Para 4 personas

Los rollos de Prosciutto Cotto rellenos de ensalada rusa son una idea para un aperitivo fácil, barato y sabroso.

INGREDIENTES:

- 500 gr de Ensalada Rusa (preparada según la receta habitual)
- 4 rebanadas gruesas de jamón cocido (1 rebanada por persona)

PREPARACIÓN

2. Toma las lonchas de jamón.
3. En el mostrador de los fiambres, corta el jamón cocido un poco grueso para poder enrollarlo sin romper las lonchas.
4. Ponga una generosa cucharada de ensalada rusa en el lado más largo de la rebanada y

luego enróllela sobre sí misma hasta obtener un rollo de jamón cocido.
5. Servir con rodajas de huevos cocidos.

ENSALADA DE MANZANA Y RÚCULA

Para 4 personas

INGREDIENTES:

- 2 cebolla roja de Tropea
- Queso pecorino rallado añejo
- aceite de oliva extra virgen
- copos de parmesano
- pimienta y sal

- Un ramo de cohetes
- 2 ramo de songino
- 2 puñado de granos de nuez (30-40 g)
- 2 manzana

PREPARACIÓN

1. Primero, corta la cebolla en rodajas finas y mójala en agua para endulzarla.
2. Lavar el songino y el cohete, dejarlo escurrir bien, y cortarlo directamente en platos individuales.

3. En una tabla de cortar, corta los granos de nuez con un cuchillo.
4. Luego, coloca los aros de cebolla en un plato de papel para hornear en el que se colocan los aros de cebolla, cuyo interior debe estar lleno de queso pecorino rallado.
5. Ponga el plato en un horno precalentado hasta que el queso se haya derretido.
6. Tenga cuidado de no dorarla demasiado porque de lo contrario el queso pecorino se vuelve amargo .
7. Retire la bandeja del horno y déjela enfriar ligeramente antes de retirar los aros de cebolla del papel de horno con una pala.
8. Prepare una emulsión de aceite, jugo de limón, sal y pimienta.
9. Finalmente, lava bien la manzana, quita el corazón y las semillas, luego córtala en trozos, sin pelarla y con una mandolina, córtala más en rodajas finas.
10. Ahora componga los platos colocando las nueces sobre las verduras, luego las rodajas de manzana, rociadas con la emulsión, luego

ponga los aros de cebolla y queso encima y finalmente los copos de queso parmesano.

Quinoa Tabbouleh

hace 4 tazas, para servir de 4 a 6.

y media taza de quinua o súper granos

6 tomates de ciruela, sin semillas y picados

8 cebolletas (cebollas verdes), finamente picadas

4 racimos de perejil, finamente picados (1 y un cuarto de taza)

2 taza de menta fresca finamente picada

2 pepino persa pequeño, pelado, sin semillas y cortado en cubos

6 cucharadas de aceite de oliva virgen extra

6 cucharadas de jugo de limón fresco

pimienta negra molida gruesa (opcional)

1. cocinar la quinua de acuerdo con las instrucciones del paquete.
2. dejar a un lado para enfriar.
3. colocar los tomates en un colador sobre un tazón y reservar para drenar tanto líquido como sea posible.
4. en un tazón grande, combine las cebolletas, el perejil y la menta.
5. drenar el exceso de agua de la quinua y añadir la quinua al tazón.
6. agitar cualquier líquido restante de los tomates y añadirlos a la mezcla de quinua. añadir el pepino.
7. tira el tabbouleh con el aceite de oliva y el jugo de limón.
8. sazonar con pimienta, si se desea, y servir.

Tabbouleh De Col Rizada Sin Granos

hace 4 tazas, para servir 8

- 4 tomates de ciruela, sin semillas y picados
- y media taza de perejil fresco finamente picado
- 8 cebolletas (cebollas verdes), finamente picadas
- 2 col rizada de cabeza, finamente picada
- 2 taza de menta fresca finamente picada
- 2 pepino persa pequeño, pelado, sin semillas y cortado en cubos
- 6 cucharadas de aceite de oliva virgen extra
- 4 cucharadas de jugo de limón fresco

1. colocar los tomates en un colador sobre un tazón y reservar para drenar tanto líquido como sea posible.
2. en un tazón grande, revuelva para combinar el perejil, las cebolletas, la col rizada y la menta.
3. agitar cualquier líquido restante de los tomates y añadirlos a la mezcla de col rizada. añadir el pepino.
4. añadir el aceite de oliva y el jugo de limón y el toss para combinar. sazonar con pimienta, si se desea.

Ensalada De Cuscús

- y cuscús de tres cuartos de taza
- 2 cucharadas de aceite de oliva
- pellizco de azafrán (alrededor de 8 hilos)
- pizca de sal
- pellizcar pimienta negra recién molida
- y media taza de pasas doradas
- y media taza de piñones, tostados
- 2 tomates de ciruela, sin semillas y cortados en cubos
- y media taza de menta fresca picada
- 3 cebolletas (cebollas verdes), cortadas en rodajas finas
- 2 cucharadas de jugo de limón fresco
- 2 cucharadas de melaza de granada
- poner el cuscús en un tazón grande.

1. en una cacerola pequeña, combine 1 cucharada de aceite de oliva, el azafrán, la sal, la pimienta y 2 taza de agua.
2. llevar el agua a ebullición, luego verter sobre el cuscús.
3. cubrir con papel de aluminio y dejar reposar durante 5 a 10 minutos.
4. pelusa con un tenedor. extender el cuscús sobre una bandeja para hornear y dejar enfriar.
5. una vez enfriado, transfiera el cuscús de vuelta al tazón y agregue las pasas, los piñones, los tomates, la menta, las cebolletas, el jugo de limón, la melaza de granada y el aceite de oliva restante de 2 cucharada.
6. remover para combinar. Servir.

Componentes

1 ¼ c. de harina (preferiblemente de trigo integral)

2 cucharaditas de Levadura en polvo

1 cucharadita de bicarbonato de sodio

¼ c. de azúcar

¼ cucharadita de sal

3 c. De Yogur Griego sin grasa, dividido por la mitad

Aceite de oliva extra virgen 3 T.

½ c. De leche descremada

1 ½ c. De Arándanos u otras bayas de su elección

Preparación

1. Dentro de un tazón para mezclar, agregue todos los siguientes ingredientes: harina, sal, polvo

para hornear y soda. Combínelos todos juntos con un batidor.

2. Dentro de un tazón diferente, agregue el aceite, el azúcar, 1 ½ c. del yogur, y la leche. Use un batidor para mezclarlos hasta que quede suave vigorosamente.

3. Combinar suavemente las dos mezclas (de la etapa 1 y la etapa 2) juntos. Use una cuchara para formar una masa suave. Para una opción, revuelva suavemente en las bayas. De lo contrario, dejarlos fuera y utilizarlos para un topping al servir.

4. Caliente una sartén o una plancha para panqueques. Realice la prueba rociando agua sobre la superficie caliente: si las gotas de agua chisporrotean en la superficie, está lista. Rocíe la superficie caliente con aceite en aerosol antiadherente.

5. Vierta la masa, ¼ c. a la vez, sobre la superficie de cocción. Cuando las burbujas en la superficie húmeda se abren y dejan orificios pequeños, revise los bordes inferiores para ver si están dorados, luego gire el panqueque (use una espátula ancha).

6. Coloque los panqueques en un plato en un horno caliente hasta que esté listo para servir.

7. Servir con el resto del yogur griego y las bayas (a menos que las incorpore en la masa). ¡Es Delicioso!

Variación baja en carbohidratos : la parte central de esta comida son los carbohidratos, por lo que es posible que desee evitar este plato por completo si está reduciendo los carbohidratos. En su lugar, disfrutar de un tazón de yogur griego con algunos arándanos.

Variación baja en sodio: elimine la sal de la receta.

Copas De Huevos Cocinados Con Vegetales Y Fetas De Queso

Tiempo total de preparación y cocción: 35-45 minutos

Información Nutricional (por 2 copas)

Calorías: 229

Grasa: 17 gramos

Carbohidratos: 4,6 gramos

Proteína: 15.3 gramos

Para 6 personas.

Si eres fanático de preparar comida un día antes de que la necesites, ¡Le encantarán estas deliciosas copas! Puede prepararlas la noche anterior y calentarlas a la mañana siguiente, o incluso servirlos fríos si tienes prisa. La receta sirve a seis personas, pero no le diremos a nadie si se la come toda, ¡repartidos en seis mañanas diferentes! Si está siguiendo un plan híbrido de dieta mediterránea baja en carbohidratos, este plato no requiere modificaciones, ya que apenas contiene carbohidratos, para empezar. Esta versión incluye pimientos rojos asados y champiñones, pero puede sentirse libre de sustituir cualquier otro vegetal que tenga a mano.

Componentes

- 20 huevos grandes
- aceite en aerosol antiadherente
- ¾ . de leche descremada
- cucharadita de polvo de ajo
- 1/9 de cucharadita. de sal
- de cucharadita de Pimienta molida
- Hojas frescas de albahaca, para decorar.
- 3 De Champiñones crudos, limpiados y picados.
- 3 taza de pimientos rojos asados, escurridos, enjuagados y secos
- 2 De queso feta

Preparación

1. Caliente su horno hasta que alcance los 360 grados.
2. Necesitará un molde para muffins con 20 tazas preparado con aceite en aerosol.
3. Rompa todos los huevos en un tazón, luego agregue la leche, el ajo en polvo, la sal y la pimienta negra.
4. Use un batidor para combinarlos todos.
5. Luego agregue los champiñones y los pimientos y revuelva hasta que las verduras se distribuyan uniformemente.
6. Usando un cucharón, distribuya la mezcla uniformemente en las 24 tazas del molde para muffins. Está bien si las tazas están bastante llenas.
7. Coloque el molde para muffins en el horno y déjelo reposar durante 40 a 45 minutos, o cuando los huevos se vean completamente listos (no se mueva ni se agita cuando la sartén se agita ligeramente).

8. Deje que las copas en la lata del muffin se enfríen durante 12 a 15 minutos.
9. Aparecerán para desinflarse un poco. Luego retíralos de la lata.

1. Servir 2 copas por porción.

2. Cubra con queso feta (dividido en 6 porciones) y hojas de albahaca.

Variación baja en carbohidratos: esta es una receta baja en carbohidratos sin que sea necesario realizar ningún cambio.

Variación baja en sodio: elimine la sal de la receta y espolvoree mozzarella parcialmente descremada en las copas en lugar de queso feta.

Sardinas A Beccafico

INGREDIENTES:

- 10 huevos batidos
- 190 gramos de harina blanca
- un tazón de vinagre fuerte
- aceite de oliva
- sal y pimienta

- 1 kilo de sardinas frescas
- 190 gramos de pan rallado
- 190 gramos de pecorino
- un ajo y perejil picados

Preparación

Para preparar la receta de las auténticas sardinas "beccafico" comprar un kilo de sardinas muy frescas. La primavera es el momento adecuado.

Privarlos suavemente de la cabeza y la espina de pescado, de abajo a arriba.

Ponga las sardinas a macerar en vinagre rojo para que cubra completamente el pescado.

El baño de vinagre se usa para quitar las escamas, que se derretirán natural y suavemente, sin torturar la carne. También sirve para dar sabor a las sardinas, atenuando su sabor salvaje.

A fin de cuentas, el remojo debe durar hasta que las sardinas se vuelvan blancas, unos veinte minutos, máximo media hora, pero no debe ir más allá, de lo contrario el pescado se descascarará completamente.

Prepara la mezcla. Bata 3 huevos, sazone con sal y pimienta, luego agregue el perejil y el ajo picados y el pan rallado. Añade el queso pecorino, si no te gustan los sabores demasiado fuertes elige uno que no esté demasiado maduro.

Trabaja la mezcla y forma albóndigas alargadas. Deben tener la misma forma que la sardina abierta, "a linguata", pero más estrecha en los bordes y más gruesa, para formar el vientre de las sardinas "a beccafico".

En este punto, drena las sardinas.

Coge una y déjala pegada en tu mano, pon la albóndiga y ciérrala con la otra sardina "a chiappa", intentando sellar los bordes tanto como puedas, pero sin hacer dramas si no puedes hacerlo: el huevo y el pan rallado te ayudarán a cerrar bien las sardinas.

Bate los huevos y el pan rallado como para el clásico schnitzel. ¿Harina o pan rallado?

El pan rallado se utiliza en varias recetas de la cocina siciliana, pero en este caso se utiliza harina, cuidando de empanar el pan, además de la parte delantera y trasera, también los costados de las sardinas.

Fríe en abundante aceite de oliva virgen extra caliente durante unos minutos. Salarlas.

Puedes servir las sardinas calientes o frías.

Berenjenas Sorrentinas

INGREDIENTES:

- 4 anchoas
- Albahaca
- Sal
- Aceite de oliva virgen extra
- Harina
- 3 o 4 berenjenas
- 390 gr Tomates
- Queso parmesano
- 2 mozzarella

PREPARACIÓN

1. Corta las berenjenas a un grosor de aproximadamente 1 cm, corta la albahaca, corta la mozzarella y corta en dados los tomates bien lavados.
2. Pasa las rodajas de berenjena en la harina, agítalas para hacer el exceso y fríelas en aceite hirviendo durante unos minutos,

hasta que estén bien doradas por ambos lados.
3. Luego escúrralos en papel absorbente.
4. En una bandeja de horno, coloque las rodajas de berenjena una al lado de la otra, sobre cada una ponga unos tomates cherry, unas rodajas de mozzarella y un poco de queso parmesano rallado; sazone con una pizca de sal y hornee en el horno a 190° durante unos 15 a 20 minutos.
5. Sacar del horno y espolvorear con albahaca. Disuelva las anchoas en aceite y espolvoree las berenjenas con este líquido.
6. Hornee en el horno durante un minuto y luego sirva bien caliente.

Rollos De Pimienta

INGREDIENTES:

- Piñones
- La anchoa en aceite
- Alcaparras
- Aceite de oliva virgen extra
- Orégano.
- 8 pimientos
- 490 gr. de queso blanco
- 2 cucharada de pasas de uva
- Sal

PREPARACIÓN

1. Tostar los pimientos en la llama de gas o en la parrilla, dándoles la vuelta a medida que se oscurecen, o bien dejarlos en el horno a 190° durante 25 a 30 minutos.
2. Luego los ponemos a enfriar en una bolsa de papel, luego quitamos la película oscura, las semillas, las partes blancas, el tallo y los dividimos en solapas.

3. Lava las pasas en agua caliente y exprímelas. Picar el queso en el procesador de alimentos y por separado los piñones, alcaparras y anchoas y mezclarlos con las pasas.
4. Distribuya la mezcla en las aletas de la pimienta y enróllelas.
5. Encienda el horno a 210°, alinee los rollos en una fuente de horno engrasada con aceite, espolvoréelos con una vuelta de aceite y espolvoree con orégano.
6. Sazonar con sal y dejar en el horno caliente durante unos diez minutos, servir los pimientos calientes o tibios.

TOMATES RELLENOS DE ATÚN

INGREDIENTES:

- Mayonesa
- Alcaparras
- Sal y pimienta
- Tomates redondos
- Anchoas en aceite
- Atún
- Huevos

PREPARACIÓN

1. Lavar y secar los tomates y cortar las tapas superiores, vaciar los tomates, añadir una pizca de sal y dejarlos escurrir en un plato.
2. Coge los huevos y ponlos en una cacerola con agua hirviendo para hervirlos hasta que estén bien cocidos; cuando estén listos déjalos enfriar bajo el agua.
3. Una vez que se enfríen, quita la cáscara y pícalos.

4. Tome un bol y añada el atún y la mayonesa, las alcaparras, las anchoas picadas, los huevos picados y añada pimienta y mezcle bien, añadiendo sal.
5. Una vez que la mezcla es bien homogénea, rellena los tomates añadiendo algunas hojas de albahaca al final.

CÓCTEL DE CAMARONES

INGREDIENTES:

- Perejil o cebollino
- Mayonesa o salsa de cóctel
- Camarones
- Lechuga

PREPARACIÓN

1. Lavar y descascarar los camarones, hervirlos en abundante agua salada durante unos 10 a 15 minutos, escurrirlos y dejarlos enfriar.
2. Lavar y secar algunas hojas de lechuga, teniendo cuidado de no romperlas y ponerlas en las tazas que se utilizarán para el cóctel de la cama.
3. Ponga la mayonesa en un bol y añada los camarones y las hojas de lechuga picadas.
4. Mezcla bien y vierte la mezcla en las tazas.

5. Por último, decóralo con perejil picado o cebollino.

Rollos De Bresaola Con Vinagre Balsámico

INGREDIENTES para 6 personas:

- 60 g de copos de Parmigiano Reggiano
- 4 cucharadas de aceite de oliva extra virgen
- 2 cucharadita de jugo de limón
- Vinagre balsámico
- 590 g de bresaola
- 120 g de rúcula
- Pimienta

PREPARACIÓN

1. Lave el cohete, quitando la parte dura de los tallos, y séquelo frotándolo con un paño limpio.
2. En un bol ponemos 5 cucharadas de aceite, 1 cucharada de jugo de limón y un poco de pimienta.
3. Ahora toma una rebanada de bresaola y con un pequeño pincel engrásala con la mezcla

que hemos preparado, añade unas hojas de rúcula, las escamas de Parmigiano Reggiano y unas gotas de vinagre balsámico.

4. Enrolle las rebanadas en un rollo y deténgalas con la ayuda de un palillo.

www.ingramcontent.com/pod-product-compliance
Lightning Source LLC
LaVergne TN
LVHW021048100526
838202LV00079B/4886